O LIVRO DE BELL

O LIVRO DE BELL

UM GUIA ESSENCIAL PARA RECUPERAR O SEU SORRISO

DR. WILLIAM K. LAWRENCE

A TRADUTORA ISABEL MENDES

PARAMOUNT EDUCATION

Paramount Education Press
Washington D.C., Estados Unidos da América

A tradutora: Isabel Mendes

Conceito de capa: JL
Capa: Nojus Modestas Jankevičius

Isenção de responsabilidade:

Este livro destina-se a apoiá-lo durante esta fase difícil. Não substitui o tratamento medico nem foi escrito por um profissional de saúde.

PARA TODOS OS QUE SABEM O QUE É
NÃO CONSEGUIR SORRIR

ÍNDICE

AVISO

Antes de começar a ler, consulte o seu médico ou dirija-se a um serviço de urgências. Está demonstrado que o adiamento da toma de esteróides atrasa e, em certos casos, elimina as hipóteses de uma recuperação total. Caso o seu médico não lhe tenha diagnosticado Paralisia de Bell, certifique-se de que o fez de forma fundamentada. Um diagnóstico incorrecto condiciona o tratamento, o que, por sua vez, limita a possibilidade de recuperação.

OS SINTOMAS:

- Paralisia de um dos lados da face, da testa à linha maxilar, com incapacidade de movimento do lado afectado que se apresenta "descaído";

- Dormência nos lábios;

- Perda de paladar;

- Dor na face e na parte de trás da cabeça, atrás da orelha;

- Desequilíbrio auditivo no lado afectado; por vezes, hipersensibilidade ao som; por vezes, sensação "abafada" tipo eco, semelhante à audição de nadador;

- Incapacidade de fechar totalmente o olho do lado afectado, resultando em lacrimejar intenso e sensibilidade à luz.

Num caso de Paralisia de Bell, é provável que apresente todos estes sintomas, por vezes, em simultâneo. É um distúrbio complexo que o afectará de diversas formas e, por isso, é aconselhável que mantenha a determinação e que recorra ao apoio dos seus amigos.

Caso sinta dormência abaixo do maxilar, no lado afectado, dirija-se a um serviço de urgências ou contacte a linha de emergência. A Paralisia de Bell não afecta os braços nem as pernas. A perda de sensibilidade ou a incapacidade de caminhar ou de manter o equilíbrio de um ou de ambos os braços são sinais de acidente vascular cerebral.

Vá. Já!

INTRODUÇÃO

Acordou. O seu rosto está torto e o seu sorriso desapareceu. Talvez só se tenha apercebido durante o pequeno-almoço, quando a comida saiu pelo canto da boca. Ou talvez seja uma daquelas pessoas que gosta de lavar a cara assim que acorda e sentiu algo estranho num dos lados. Olha para o espelho e descobre que metade do seu rosto descaiu. Tem a boca pendurada. Sente uma estranha dormência. Talvez até sinta dificuldade em falar.

Se ainda não consultou o seu médico nem se dirigiu um serviço de urgências e caso exista a possibilidade de se tratar de um acidente vascular cerebral (que não é brincadeira nenhuma) – <u>pouse este livro e dirija-se imediatamente a um serviço de urgências, caso</u>

sinta qualquer tipo de dormência no resto do corpo, no lado afectado do seu rosto. Durante um AVC, a maior parte das pessoas não consegue manter a coordenação necessária para ler, mas há excepções.

Afastada a hipótese de um AVC, mantém-se a necessidade de consultar o seu médico. Não amanhã, não daqui a dois dias, não na próxima semana. Consulte o seu médico hoje. Se o adiar, mesmo que por apenas um dia, vai arrepender-se, pois qualquer atraso na toma de esteróides e de medicação antiviral prejudicará a sua recuperação. Ser-lhe-á prescrita medicamentação corticosteróide oral, tal como prednisona, e antiviral.

Exija um diagnóstico correcto. Segundo um estudo da BBC, 19% dos doentes foram alvo de erros de diagnóstico que comprometeram a sua recuperação.

Após um diagnóstico correcto e uma vez prescrita a medicação, está dado o primeiro passo para a sua convivência com um distúrbio chamado Paralisia de Bell.

Antes de a viver na primeira pessoa, talvez tenha achasse que a Paralisia de Bell era uma consequência da falta de cuidado pessoal. Ou que era um defeito de nascença, por vezes confundido com a paralisia cerebral. Mas a Paralisia de Bell não é nem uma coisa nem outra. Há pessoas perfeitamente saudáveis, a maior parte entre os 20 e os 30 anos, que acordam assim. É uma patologia que surge do nada e que pode atingir qualquer pessoa. Este livro aborda os principais pontos analisados em publicações médicas e oferece recomendações que o apoiarão numa recuperação o mais rápida possível.

Quando, inesperadamente, acordei com este estranho distúrbio, a primeira coisa que fiz foi consultar o Google. Um ano antes, o meu cunhado, Andy, acordara com Paralisia de Bell e, por isso, não me era totalmente desconhecida. No entanto, era óbvio que não estava preparado. Não fazia ideia daquilo que o Andy tinha vivido. Na verdade, ninguém fazia. E isso é o que tem de perceber desde logo: será muito difícil alguém compreender as suas lutas interiores, a menos que essa pessoa tenha passado pelo mesmo.

A boa notícia é que, na maior parte dos casos, a Paralisia de Bell não é permanente nem perigosa. "Podia ser pior" passou a ser o meu lema.

Ao regressar a casa, depois de ter

consultado o médico e ter recebido o primeiro diagnóstico, aquilo que a maior parte das pessoas faz é pesquisar na Internet. O Google apresentará milhares de resultados. Muitas das organizações médicas, em páginas terminadas em ".org", repetem a mesma informação. Uma ou outra página apresentará algo de novo. Noutras páginas, terminadas em ".com" e ".net", encontrará opiniões e teorias nem sempre credíveis. Há quem escreva opiniões bastante invulgares em blogues e páginas pessoais. Há páginas que recomendam procedimentos ultrapassados, como tapar o olho durante a noite – algo que não é recomendado há décadas! Cuidado com o que encontra na Internet!

Senti a mesma frustração quando procurei livros sobre o tema. Alguns são muito confusos, repletos de gíria médica. Outros são falaciosos e incompletos e outros, ainda, analisam apenas uma abordagem. Não faz sentido ler centenas de páginas para conhecer apenas o elementar sobre a recuperação deste distúrbio. Isso não passa de uma estratégia do autor ou da editora para aumentar o número de páginas, cumprir os padrões da indústria e, assim, ter mais lucro. Também não existe qualquer motivo para ler um livro que se limita a repetir algo que encontra em qualquer pesquisa na Internet sobre o assunto. Estes são os motivos pelos quais escrevi este livro. O "Livro de Bell" vai ajudá-lo a poupar tempo, dinheiro e energia – três factores preciosos para a sua recuperação.

Tenho a sorte de trabalhar no sector da educação e de ter acesso a publicações médicas, através das bases de dados académicas. Após uma extensa pesquisa no Google, procurei informação mais específica e credível em artigos técnicos. O meu objectivo era descobrir o que diziam os estudos mais recentes sobre o assunto. Nessas publicações, encontrei discussões sobre tratamentos e conclusões que não estão disponíveis ao público nas páginas ".org" ou ".gov" e muito menos nas menos credíveis ".com" e ".net". Para ter uma noção da evolução histórica, li diversos estudos mais antigos. Também as análises internacionais em publicações médicas foram imensamente úteis.

Neste breve livro, compilei a informação mais interessante e mais relevante sobre esta doença. Não se trata de um livro desnecessariamente detalhado (nem exaustivo) que só os médicos e os cientistas conseguem entender. Este livro pretende ser compreendido pela pessoa comum e servir-lhe de utilidade. Aqui e ali, foi impossível não utilizar termos médicos, mas procurei simplificá-los, de modo a que seja acessível a mais pessoas. Leia-o, sempre que precisar, e use-o como guia durante a sua recuperação.

Sou educador e investigador. Tenho experiência com esta patologia. Mas não sou o seu médico. Por isso, lembre-se de que, para além da minha observação pessoal, transmito apenas informação técnica, dados estatísticos e factos resultantes de investigações primárias e fontes secundárias externas que traduzi para uma linguagem compreensível. Reforço que deve consultar o seu médico e um neurologista. No capítulo dedicado ao tratamento, partilho aquilo que me ajudou. Todas estas abordagens foram úteis também para outras pessoas, mas não se esqueça que somos todos diferentes. A forma como recuperamos e as estratégias que adoptamos dependem das nossas necessidades pessoais e só partilhamos o percurso para a recuperação.

Na sua pesquisa inicial no Google, encontrou, certamente, milhares de imagens.

Pessoas com sorrisos tortos. Pessoas com um olho aparentemente dilatado e o outro praticamente fechado. Rostos torcidos. Faces descaídas. Versões hediondas do que fomos. Algumas destas imagens podem ser assustadoras. Outras talvez o façam sentir-se melhor, se o seu caso for menos grave. Ver fotografias de pessoas que registam a evolução semanal da doença pode também ser positivo, pois a maior parte dos doentes pode contar com uma recuperação total ou quase total.

Não haja dúvidas: foi atingido por uma terrível patologia e poderá passar por momentos assustadores e dificuldades ao nível social, mas será capaz de derrotá-la. Considere-se eleito, amaldiçoado ou abençoado, mas lembre-se de que, no consultório do neurologista, estarão pessoas que não recuperarão das suas lesões ou doenças. No seu caso, há esperança. Imensa.

Porquê eu? Porquê agora? O que posso fazer? Continue a ler para conhecer um pouco melhor a doença ou, se preferir, avance e recue entre capítulos específicos. No final, partilho a minha experiência pessoal. Também pode começar por aí. Ou leia o capítulo sobre o tratamento, para iniciar a sua recuperação. Seja qual for a sua escolha, lembre-se de que mantive a concisão e a simplicidade. Por isso, a leitura pela ordem apresentada não será exigente. Quanto menos palavras tiver de absorver, melhor conseguirá concentrar-se na sua recuperação e mais depressa estará curado.

O QUE É A PARALISIA DE BELL?

A Paralisia de Bell é uma enigmática patologia que, normalmente, afecta um lado da cara. Felizmente, são raros os casos em que ambos os lados são afectados. A Paralisia de Bell é idiopática, ou seja, nem médicos nem cientistas conseguem explicar os motivos do seu surgimento. Sabem que se trata de uma inflamação do nervo facial, mas não sabem por que motivo.

A comunidade médica acredita que a inflamação resulta de uma lesão ou de um vírus, mas, para confirmá-lo, é necessário isolar o ADN viral através de biópsia. Vários médicos suspeitam do vírus do herpes - mais concretamente, do vírus varicela zóster, responsável pela varicela e um dos oito vírus da família do herpes – que se encontra no estado dormente no sistema. Na maior parte dos casos, os médicos não solicitam análises sanguíneas, pois há vários vírus não são detectados neste tipo de exames sem que isso implique custos, complexidade e tempo. Claramente, o leitor não se pode dar ao luxo de ficar à espera.

História

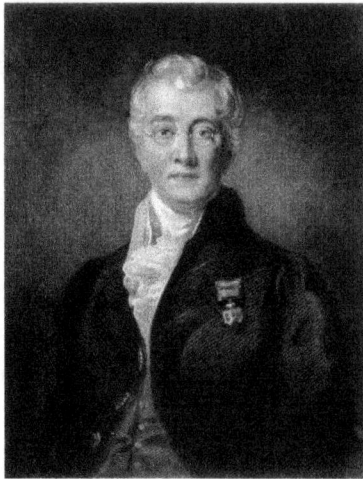

A patologia recebeu o nome do médico escocês *Sir* Charles Bell, século XIX (acima), que estudou a anatomia do nervo facial e a paralisia facial unilateral. Bell (1774-1842) identificou a diferença entre os nervos sensitivos e os nervos motores na medula espinal e estabeleceu a ligação entre o sétimo nervo craniano e a paralisia facial, no seu artigo *On the Nerves: Giving an Account of some Experiments on Their Structure and Functions, Which Lead to a New Arrangement of the System*. Bell, que, paralelamente, foi um ilustrador notável, escreveu também, em 1806, *Essays on The Anatomy of Expression in Painting*. Eis uma ilustração retirada de *Anatomy and Philosophy of Expression* (1844, terceira edição), de Charles Bell, tal como consta no domínio público:

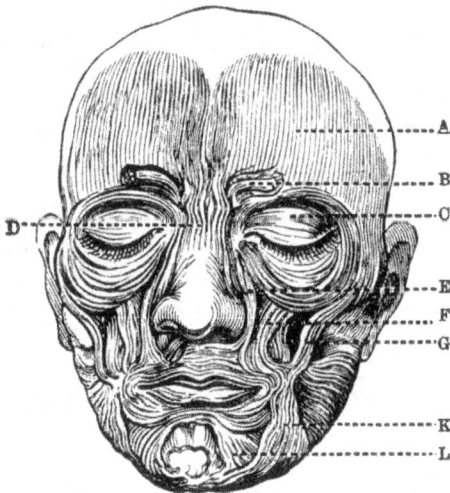

Fig. 1.—Diagram of the muscles of the face, from Sir C. Bell.

Fig. 1

– Diagrama dos músculos faciais, por *Sir* C. Bell

A Paralisia de Bell existe desde sempre. Foi documentada e reconhecida pelos antigos pensadores do Egipto, Grécia e Roma, bem como pelas culturas nativas. Hipócrates, médico grego e "pai da medicina" (século V a.C.), fez referências aos distúrbios do nervo facial: "as distorções faciais, se não coincidentes com outro distúrbio do corpo, desaparecem rapidamente, seja de forma espontânea, seja em resultado de tratamento. Se assim não for, estamos perante paralisia." Areteu (século I d.C.) descreveu a paralisia, incluindo de partes do rosto: "Pelo que, as partes estão por vezes paralisadas individualmente, como uma sobrancelha..."

A primeira descrição exaustiva deste distúrbio coube ao médico persa do século IX, Abu Bakr Muhammad ibn Zakariya Razi (conhecido como Razi, 865–925 d.C.). Razi descreveu a paralisia facial bilateral: "Vi um homem que (...) sofria de um tipo de distorção facial em que o rosto não se apresentava torto, mas que mal conseguia fechar um dos olhos e outro não fechava de todo e, ao beber, a água saía-lha da boca. A ausência de aspecto descaído resultava do facto de ambos os lados estarem afectados."

O livro de Razi, *al-Hawi*, incluiu uma secção dedicada a este distúrbio. *Al-Hawi* foi, primeiramente, traduzido para latim, em 1279, e, apesar de ter sido publicado na Europa em 1468, nunca foi traduzido para inglês e não foi amplamente divulgado.

Abu al-Hasan Ali ibn Sahl Rabban al-Tabari (838–870 d.C.) foi um médico persa, conhecido como Tabari, que também escreveu sobre a patologia, contemporaneamente a Razi: "Se metade do rosto fica paralisado, será puxado para o lado saudável, pois os músculos que estão saudáveis apresentam-se fortes e puxarão para si os músculos paralisados."

Outros médicos, tais como Cornelis Stalpart van der Wiel (1620-1702), James Douglas (1675-1742), Nicolaus A. Friedreich (1761-1836) e Evert Jan Thomassen à Thuessink (1762-1832), estudaram e escreveram sobre a paralisia facial. Van der Wiel descreveu uma paciente com a "boca torcida" que, semanas depois, estava curada. Friereich redigiu uma extensa tese sobre o tema, em 1797, na Alemanha, e descreveu a patologia como Paralisia Facial Reumática. Em 1813, Richard Powell observou, estudou e descreveu o surgimento e a recuperação desta doença.

Em 1945, alguns investigadores defenderam que a Paralisia de Bell resultava de infecções dentárias, o que se apresenta como aceitável, visto que este tipo de infecção pode afectar o rosto. Os próprios dentistas evitam extracções dentárias em pessoas com mais de 40 anos, devido à forte probabilidade de danos ao nível do nervo. Ainda assim, esta teoria nunca foi aprofundada através de evidências mais modernas.

Em 1941, através de observações clínicas, os investigadores relacionaram a Paralisia de Bell com o herpes zóster, mas a investigação médica foi limitada. Algumas das primeiras conclusões aparentam ser mais especulativas do que demonstrativas. Em 1971, o Dr. David McCormick defendeu que o vírus do herpes simples (HSV) era uma causa da Paralisia de Bell e, desde então, os investigadores tendem a identificá-lo como tal. Ainda assim, não conseguem isolar o vírus através de biópsia para uma confirmação definitiva.

Um estudo de 1999, publicado por Chakravarti et al. numa publicação médica, em Maharashtra, Índia, concluiu que, apesar de a Paralisia de Bell ser precedida, na maior parte dos casos, por uma infecção do tracto respiratório, o vírus do herpes simples foi identificado em apenas 21,9% dos mesmos. Num grupo de reactivação separado, o número aproximou-se de 50%, mas não constitui, ainda, causa comprovada. Os investigadores salientaram que foi testado apenas o tipo 1 (não o tipo 2) e admitiram a possibilidade de outras causas. Em 2001, Takahasahi et al. conseguiram, com o vírus do herpes simples, induzir paralisia facial em ratos, durante testes em animais. Contudo, apenas 58% dos ratos desenvolveram paralisia facial. Mesmo que os testes em animais fossem fiáveis – que não são, como demonstrado por Akhtar e muitos outros –, aquele resultando é, claramente, insuficiente para evidenciar que o vírus do herpes simples, só por si, constitui causa de Paralisia de Bell.

Um estudo brasileiro, de 2010, envolvendo 171 participantes, confirmou que o vírus varicela-zóster estava presente nas amostras de saliva de dois pacientes (1,7%) com Paralisia de Bell. O facto de não ter sido detectado não significa a sua ausência e 2 em 171 é um valor demasiado reduzido. Ainda assim, de acordo com Sweeney et al., concluiu-se que o vírus varicela-zóster é uma causa mais definitiva do Síndrome de Ramsay Hunt, que apresenta sintomas semelhantes e, frequentemente, mais extremos. Por isso, é importante que o seu médico faça um diagnóstico correcto.

Na era moderna da medicina, são muitos os investigadores que têm estudado a Paralisia de Bell. Um dos artigos de investigação mais antigo encontrado nas bases de dados académicas remonta a 1927. Mas, apesar de todos estes anos e de todas as análises, não sabemos muito mais do que Charles Bell sabia nos anos de 1800. A análise causal mantém-se ambígua. Porque é que isto acontece a algumas pessoas?

As causas

Eis o que realmente sabemos. O rosto é composto por doze nervos cranianos. O nervo afectado pela Paralisia de Bell é o sétimo nervo craniano, por vezes designado NCVII. Este sétimo nervo craniano é responsável pelo movimento facial. Afecta o músculo estapédio do ouvido médio e, assim, é provável que sinta algo estranho no ouvido do lado afectado. O sétimo nervo craniano afecta também o paladar e, por isso, pode perdê-lo. O nervo passa por um canal estreito no crânio. A Paralisia de Bell manifesta-se quando este nervo sofre uma ruptura que, por sua vez, interrompe a comunicação entre o cérebro e o nervo.

A Paralisia de Bell surge subitamente e, na maior parte dos casos, ao acordar. Se a sua paralisia facial é algo que se instalou progressivamente, eis mais um motivo para procurar imediatamente o neurologista, pois pode tratar-se de outra questão. A Paralisia de Bell não é motivo para entrar em pânico.

A paralisia facial é, geralmente, causada por vários factores. Um trauma ao nível da cabeça e do rosto pode afectar a região e conduzir à inflamação do nervo. Uma anestesia dentária mal aplicada pode resultar em paralisia acidental, mas os seus efeitos desaparecem rapidamente. As lesões do neurónio motor inferior também podem resultar em paralisia, depois de terem danificado o sétimo nervo craniano. Estas lesões podem afectar a fala, o acto de engolir, as funções sensoriais como o paladar e o músculo da língua. Como já discutido, acredita-se que um vírus seja causa da paralisia facial, mas esta teoria ainda foi comprovada. Qualquer uma das condições anteriores pode contribuir para a causa.

A paralisia facial idiopática (a verdadeira Paralisia de Bell) é a "causa" mais comum para a paralisia facial, sendo a segunda o acidente vascular cerebral. Um diagnóstico de Paralisia de Bell consiste na congestão vascular, considerada como uma neuropatia resultante de inflamação, edema e estrangulamento. O problema é que os peritos não conseguem determinar as causas com exactidão. O processo é claro, mas a origem continua a ser um enigma.

Estudos de investigação internacionais revelam três distinções importantes: 1) verifica-se um maior número de casos durante os meses mais frios de Inverno e menor durante os meses mais quentes; 2) são mais as pessoas afectadas no lado direito do rosto e 3) os homens apresentam uma propensão ligeiramente superior às mulheres.

Outras conclusões

A Paralisia de Bell atinge inesperadamente pessoas perfeitamente saudáveis, mas concluiu-se que há uma maior incidência em grávidas e diabéticos. Os factores de risco podem incluir a diabetes, a gravidez, a pré-eclâmpsia, a obesidade e a hipertensão. À luz desta ligação, as grávidas com Paralisia de Bell devem ser testadas quanto a pré-eclâmpsia.

Quanto maior o nível de hemoglobina glicosilada, mais severa é a Paralisia de Bell.

O *stress* é uma causa não confirmada na explicação do surgimento da Paralisia de Bell. Os chineses associam-na ao "vento", pois acreditam que o equilíbrio corporal é afectado por ventos interiores. Vários peritos suspeitam que o *stress* pode despoletar o vírus responsável pela inflamação. É um facto que o *stress* assume um forte impacto no sistema imunitário. Sabemos que um sistema imunitário debilitado é propenso a todo o tipo de problemas de saúde e, por isso, tudo é possível. No Reino Unido, onde o risco de contrair Paralisia de Bell é de 1 para 60, um estudo recente, envolvendo 421 vítimas, revelou que mais de metade destas sofrera de ansiedade e de depressão, de acordo com a Organização de Paralisia Facial do Reino Unido.

Sendo verdade que as vacinas são cruciais para a saúde humana (e devem ser tomadas todas as vacinas recomendadas, ainda que num cronograma alternativo), têm surgido algumas conclusões raras, mas alarmantes, que as associam à Paralisia de Bell. Um estudo suíço, por Mutsch et al., concluiu que uma vacina intranasal aumentou significativamente o risco de Paralisia de Bell. Um outro estudo suíço, por Bardage et al., concluiu que determinados riscos de Paralisia de Bell aumentaram consideravelmente após a vacinação contra a gripe A. Outro estudo, por Tseng et al., publicado em *Pediatrics*, identificou uma ligação entre a Paralisia de Bell e a vacina conjugada meningocóccica. Também a vacina para hepatite B foi identificada como uma causa rara de Paralisia de Bell, de acordo com Dr. Alp et al., conforme publicado no *Journal of Health and Popular Nutrition*. Note que estes resultados são raros.

Acredita-se, também, que a causa infecciosa inicial da Paralisia de Bell apresenta potencial para a propagação, como um vírus, mas não existem evidências conclusivas que o sustentem. Em 2011, Dr. Reaves et al. descobriram um *cluster* com três casos de Paralisia de Bell num edifício de escritórios, mas não conseguiram identificar uma ligação. Talvez ainda restem muitos mistérios médicos por desvendar.

Apesar de existirem casos documentados de Paralisia de Bell em várias gerações da mesma família, a sua hereditariedade também ainda não foi comprovada. Os investigadores de ADN ainda não identificaram qualquer relação genética na doença.

Números

A Paralisia de Bell é uma doença global que pode atingir qualquer pessoa em qualquer lugar. Estima-se que, anualmente, a nível mundial, um milhão de pessoas sofram de Paralisia de Bell e partilhem a sua luta. A maior parte recuperará totalmente com poucos ou nenhuns efeitos secundários. No Reino Unido, serão anualmente afectadas entre 12.400 e 24.800 pessoas. Na Alemanha, registam-se entre 7 e 40 casos por cada 100 mil pessoas. Em Espanha, a média anual situa-se entre 11 e 40 casos por cada 100 mil, sendo que o valor tem sido de 240 por cada 100 mil. Apesar de, nos Estados Unidos, atingir apenas 1 em 65 pessoas, estamos a falar de cerca de 40 mil pessoas por ano. Até à data, a maior incidência verificou-se em Seckori, no Japão, em 1986 e a mais baixa na Suécia, em 1971.

Ainda que alguns médicos refiram que não existe distinção geográfica na incidência da Paralisia de Bell, são vários os países com fraco ou nenhum registo. Logo, são urgentes os esforços internacionais no rastreio deste distúrbio. Lembre-se: não existe lugar nenhum no mundo onde não exista registo de casos de Paralisia de Bell. A tabela seguinte apresenta uma amostragem de dados assentes em médias populacionais. Existe uma clara margem de erro, devido a falhas de comunicação e vítimas que, lamentavelmente, não procuram ou não têm acesso a tratamento.

Eis um breve resumo internacional:

País	Em 100 mil pessoas
Alemanha	7-40
Espanha	11-40
E.U.A.	15-23
Sudão	15-30
China	20-30
Índia	25
Japão	30
Itália	53

A maior partes dos estudos populacionais apresenta uma incidência anual de 15 a 30 casos por cada 100 mil habitantes. Considerando estes valores, estamos perante cerca de 450 mil pessoas com Paralisia de Bell num ano apenas na China e na Índia! Anualmente, um assustador total de 1 milhão e 170 mil pessoas acordarão com o rosto torto devido à Paralisia de Bell!

Um extenso estudo nigeriano, publicado em *African Health Sciences*, identificou a faixa etária entre os 20 e os 34 com uma incidência de 40,3% de paralisia facial. Os grupos dos 0 aos 12 e dos 13 aos 19 apresentam uma incidência de 6,7%. No que respeita à situação profissional, o estudo revela uma maior incidência junto de "empresários" e 30% mais de probabilidades de desenvolver paralisia facial, quando comparados com os profissionais médicos. Apesar de apenas 39,1% de todos os casos de paralisia facial deste estudo se tratarem de Paralisia de Bell idiopática, continua a ser a causa mais relevante.

Outros estudos identificaram um pico de incidência na faixa dos 40 anos, mas algumas das vítimas situam-se na faixa dos 20. Esta doença pode atingir adolescentes e, ocasionalmente, crianças. A maior parte recupera bastante depressa e sem marcas permanentes. Um estudo avaliou 170 crianças, durante 17 anos, e concluiu que a Paralisia de Bell foi responsável por 42% das paralisias do nervo facial, por oposição aos tumores (2%).

Se o leitor ou o seu filho acordou com este distúrbio, os números estão do seu lado, por muito terrível que lhe pareça. Mantenha-se firme.

A ANATOMIA DE UM SORRISO

O que é um sorriso? O que o provoca? O sorriso é natural. É só um sorriso, pensamos. O que pode ter de difícil? Mas, para que surja um sorriso na sua cara, são precisos vários e complexos passos fisiológicos.

Existem doze nervos cranianos no rosto. O nervo afectado quando sofre de Paralisia de Bell é o sétimo nervo craniano, por vezes designado NCVII. Este nervo sai do córtex cerebral e emerge do crânio na região frontal aos seus ouvidos. Depois, divide-se em cinco ramificações principais: temporal, zigomático, bucal, mandibular e cervical. Sem estes nervos, os 43 músculos do seu rosto são totalmente inúteis.

O sétimo nervo craniano é responsável pelo movimento facial. Afecta, também, os ouvidos e a língua e, por isso, algumas pessoas com Paralisia de Bell revelam, frequentemente, problemas ao nível auditivo e do paladar. O NCVII passa por um estreito canal ósseo no interior do crânio. A Paralisia de Bell ocorre quando a comunicação entre o cérebro e o nervo é interrompida.

O zigomático maior é o músculo da expressão facial que puxa o ângulo da boca para cima e para trás, permitindo o sorriso. Tal como todos os músculos de expressão facial, o zigomático maior está ligado ao nervo facial (o sétimo nervo craniano), mais especificamente aos ramos bucal e zigomático do nervo facial. Num estudo de Penn et al., mais de 70% dos indivíduos conseguiram reconhecer um sorriso com apenas 40% de função do zigomático maior unilateralmente paralisado. Sem a contracção do zigomático maior e do elevador do ângulo da boca, não é possível sorrir de forma evidente.

O zigomático maior (a vermelho, na imagem seguinte) é o músculo do seu sorriso.

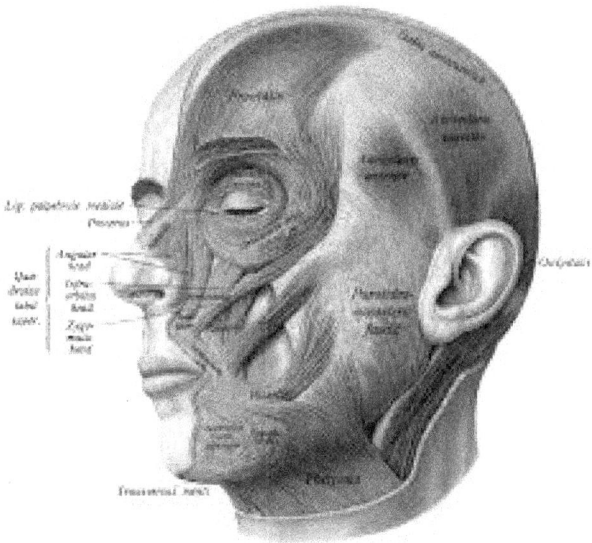

Músculo zigomático maior
Sobotta, domínio público

Como pode observar na imagem seguinte, a anatomia do rosto é bastante complexa. Esta é uma ilustração anatómica de Hermann Braus, da edição alemã de 1921 de *Anatomie des Menschen: ein Lehrbuch für Studierende und*

Ärzte, com terminologia em latim. Estão representados os diversos músculos faciais que nos permitem criar expressões.

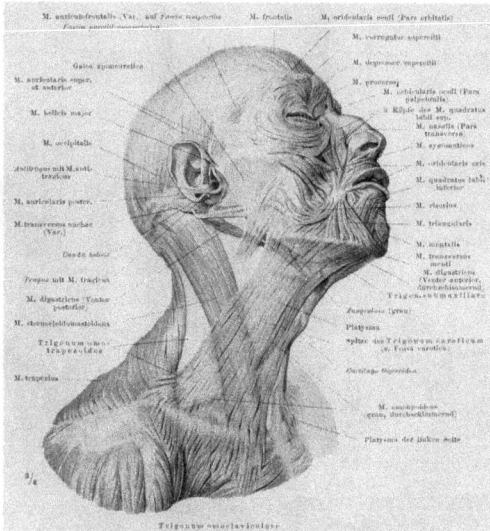

Músculos faciais
Braus, domínio público

Os nervos do seu rosto são como uma teia sob a superfície da pele. Se conseguisse apertar apenas um destes nervos, sentiria perda de músculo e/ou dor. A imagem seguinte mostra a vista lateral do nervo facial, ilustrando a área do rosto abrangida pelo mesmo. A Paralisia de Bell surge quando o nervo sofre danos antes da ramificação, imediatamente na zona em que sai do ouvido na direcção da face.

The Facial Nerve

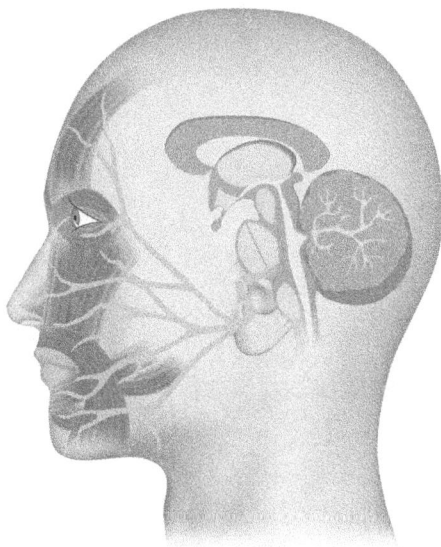

O nervo facial

Tudo começa no cérebro. Repare no nervo facial verde, ao centro. Os seus movimentos faciais começam aí. É por isso que o neurologista é o médico indicado para esta patologia.

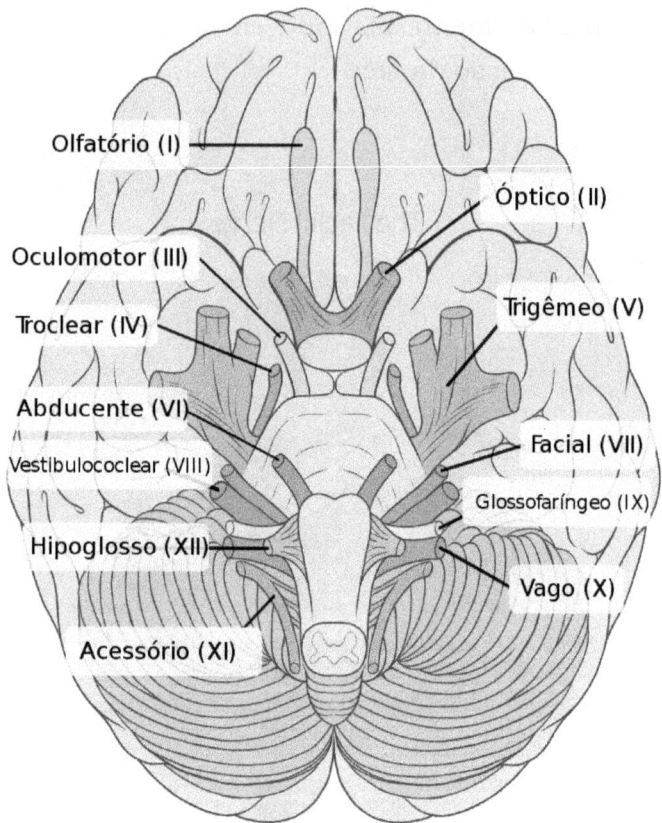

Ilustração médica, Patrick Lynch (retirada de
pt.wikipedia.org)

A fotografia seguinte é uma óptima
ilustração de alguém com Paralisia de Bell,
algures entre a segunda e sexta semanas de
evolução. O homem está a sorrir o melhor que

consegue. O seu lado direito está normal, mas o lado esquerdo parece congelado. Não vemos a acentuada queda do rosto que algumas pessoas apresentam, mas também poderá estar na primeira ou segunda semana após essa fase inicial, provavelmente após um tratamento com esteróides, que estabiliza o rosto. Repare na inexistência de rugas faciais, no lado esquerdo. Apesar de a sobrancelha esquerda não apresentar grande diferença, o olho esquerdo está ligeiramente dilatado. Isso deve-se ao facto de o olho do lado afectado não conseguir de fechar totalmente nem piscar.

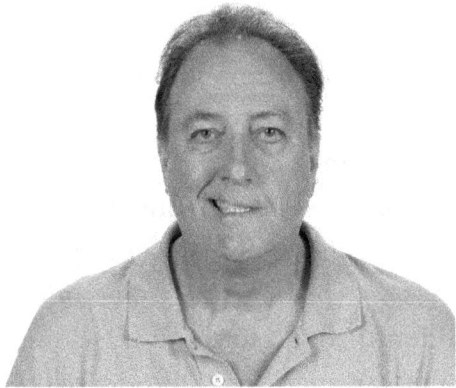

A paciente da imagem seguinte apresenta uma sobrancelha claramente mais elevada, no lado afectado, o esquerdo. Algumas pessoas apresentam casos ainda mais severos, o que afectará a capacidade de mover a sobrancelha ou de franzir a testa.

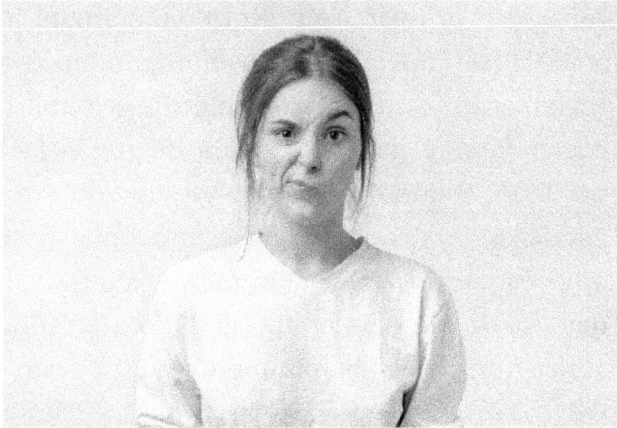

O rosto humano é uma fantástica criação. A face inclui todos os cinco sentidos e permite-nos comunicar e alimentarmo-nos. Chega a ser surpreendente que, por um lado, o rosto de um pugilista consiga suportar murros violentos e que, por outro, uma simples pressão não identificada sobre um pequeno nervo possa afectar todo um lado do rosto, como é o caso da Paralisia de Bell.

A SOCIOLOGIA DO SORRISO

O sorriso humano é complexo. O resultado da Paralisia de Bell, ou a ausência de sorriso, comporta efeitos sociológicos e psicológicos significativos para o indivíduo e para as pessoas ao seu redor. Em *A Brief History of the Smile,* Angus Trumble define o sorriso:

> "Obviamente, o sorriso é mais do que uma reacção química, uma sucessão de contracções musculares ou um mecanismo. Trata-se de um conceito imensamente sofisticado, uma expressão de emoções, um modo de comunicação, um sinal de desejo, um ritual – por outras palavras, uma ocasião de intenso interesse psicológico, antropológico e social, o produto de profunda observação, cognição e interpretação. (pág. 56)"

As expressões faciais são inestimáveis. Um sorriso diz às pessoas que somos amigáveis, confiáveis e simpáticos. Uma careta diz que não estamos satisfeitos. O sorriso é uma expressão de prazer, para os norte americanos. Por outro lado, na Rússia, as pessoas consideram incomum e até suspeito sorrir publicamente para desconhecidos. Levine e Adelman, em *Beyond Language,* salientam:

> "Alguns russos acham que os americanos sorriem nos lugares errados; alguns americanos acham que os russos não sorriem o suficiente. Nas culturas do sudeste asiático, o sorriso é frequentemente utilizado para disfarçar dor emocional ou vergonha. Os vietnamitas podem contar uma história triste sobre como tiveram de abandonar o país, mas terminam-na com um sorriso."

Em certas partes da Ásia, as pessoas podem sorrir em situações embaraçosas ou quando sentem dor emocional. É um mecanismo de defesa, como rir num momento de desconforto. Não significa que se acha graça a alguma coisa.

Levine e Adelman também alertam que não devemos tentar "ler" as pessoas através das expressões faciais. Mas quantas vezes ouvimos que "aquela pessoa deve ter cometido um crime terrível, porque tinha uma expressão de culpa e o seu rosto transmitia culpa ou falta de empatia"? Aposto que, neste mesmo momento, há presos que foram incorrectamente condenadas porque *pareciam* culpadas.

Os sociólogos alertam que não se deve confiar na análise facial em casos criminais, pois ninguém transmite emoções da mesma forma.

Sabemos que as culturas, incluindo as culturas pessoais locais, diferem. Sabemos que as pessoas mostram ou escondem as suas emoções e o sofrimento de modos totalmente díspares. Também sabemos que a postura física não é, de todo, confiável. Tudo isto porque somos seres individuais com diferentes experiências, culturas, personalidades, tipos de inteligência e padrões de pensamento. Usamos os nossos rostos, mas estes podem ser muito enganadorcs.

Basta perguntar a uma pessoa com Paralisia de Bell o que é sorrir por dentro e não conseguir mostrar esse sorriso!

O sorriso pode ter sofrido uma evolução diferente entre as espécies, especialmente nos humanos. O primatologista Signe Preuschoft estudou a evolução do sorriso ao longo de mais de 30 milhões de anos e identificou a sua origem num "esgar de medo" dos macacos e dos primatas. Estes costumavam cerrar ligeiramente os dentes para mostrar aos predadores que eram inofensivos. Ainda hoje, o macaco-de-Gibraltar recorre o que pode ser considerado o antecessor do nosso sorriso. Se acha que os animais não sorriem, faça uma breve pesquisa no Google.

O sorriso na cultura *pop*

O livro de Angus Trumble, *A Brief History of the Smile*, é uma excelente leitura que, durante meses, esteve na minha mesa de cabeceira. Depois das descrições básicas, das observações e da análise do sorriso, Trumble concentra grande parte do seu livro na história da arte. Se quiser saber mais sobre o sorriso na arte, leia-o.

Há um aspeto que escapa a Trumble: a quantidade de músicas com a palavra "sorriso" no título. Existem centenas de canções, de todos os géneros, que falam em "sorriso". Do *pop*, *hip hop*, ao *rock*, passando pelo *country*, há centenas de canções com "sorriso" no título. Alguns dos artistas famosos que dedicaram uma música ao sorriso são Louis Armstrong,

Fats Domino, Sarah Vaughan, Maisie Peters, Barbara Streisand, Alanis Morrissette, Uncle Kracker, Bad English, Nat King Cole, Durand Jones, Avril Lavigne, Michael Jackson, Julian Lennon, Barry Manilow, Hall & Oates, Taylor Swift, James Taylor, Dusty Springfield, David Gilmour, Pearl Jam, Everclear, Weezer, Coldplay, The Killers, Red Hot Chili Peppers, Cheap Trick, Usher, Stevie Wonder e tantos outros. O sorriso está tão bem representado na música que consegui compilar uma *playlist* no Spotify com mais de sete horas de canções com a palavra "sorriso" no título!

Pense: onde mais consegue ver o sorriso? Há centenas de livros de ficção com títulos onde figura a palavra "sorriso". Centenas de filmes, também. Não esqueçamos o sorriso maquiavélico do vilão a que tantos actores dão vida.

O que distingue um sorriso amigável de um sorriso falso? Talvez seja possível distingui-lo no olhar do vilão quando este sorri. Contudo, é óbvio que os olhares também podem enganar.

O sorriso humano também é muito celebrado e utilizado na publicidade. O sorriso é apelativo e transmite-nos a sensação de aceitação e de conforto. As empresas de *t-shirts*, como a *Life is Good*, usam personagens animadas sorridentes. Em 1963, o americano Harvey Ball criou a imagem da cara sorridente amarela e preta que, mais tarde, viria a tornar-se num ícone cultural. Mais tarde, fundou a *World Smile Foundation* e o *World Smile Day*, assinalado na primeira sexta-feira de Outubro. Em 1971, Franklin Loufrani criou outra versão da cara sorridente e, assim, o que viria a ser a empresa *Smiley*. Esta, por sua vez, criou os *emoticons* que todos conhecemos e usamos no mundo da Internet.

Tal como a gargalhada, o sorriso é saudável e contagiante. Mas o que acontece quando a tristeza ou o sofrimento temporário roubam esse sorriso? O que acontece se esse sorriso desaparece por força de uma depressão? É uma questão de tempo, terapia ou medicação até que as pessoas nestas situações recuperem os seus sorrisos. Um sorriso é sinónimo de saúde.

Mas o que acontece quando é um distúrbio como a Paralisia de Bell que nos rouba o sorriso? O capítulo seguinte dá-lhe as armas de que precisa para lutar e recuperar o seu sorriso.

TRATAMENTO E RECUPERAÇÃO

A Paralisia de Bell deveria ser tratada de forma agressiva e sob múltiplas abordagens. Uma vez não afecta duas pessoas da mesma forma, é natural que queira experimentar todos os tratamentos possíveis. Não espere uma cura imediata. Não existe. Não há um comprimido mágico. Não existe nenhum procedimento cirúrgico rápido. Não existe nenhum tratamento que lhe devolva o estado em que se encontrava ontem.

É importante que participe de forma activa na sua recuperação. O progresso moroso é, por norma, o resultado quando se espera que este distúrbio se cure sozinho. Tente tudo o que estiver ao seu alcance. Para além da medicação com esteróides e antiviral inicial, não há muito mais que o seu médico possa fazer por si. Até o neurologista vê o seu trabalho limitado e a cirurgia ao nervo só é uma opção quando os sintomas persistem e, mesmo assim, os resultados são dúbios. Ao ler este livro e ao informar-se sobre a patologia, já deu o primeiro passo. Não desista!

Quando fez aquela primeira pesquisa no Google sobre a Paralisia de Bell, encontrou, provavelmente, inúmeras imagens assustadoras. A maior parte dos rostos tortos que encontrará na Internet são pessoas que se encontram nas primeiras semanas da doença. Não vai encontrar fotografias do antes nem do depois, ainda que possa pesquisá-las.

Várias pessoas documentaram as diferentes fases da patologia no YouTube e nas suas páginas pessoais. Este registo pode ajudar, se fizer com que se sinta melhor, mas não o aconselho a expor os seus problemas de saúde na Internet, onde ficarão disponíveis para sempre. Se está apenas a ver outros casos, não deixe que isso o assuste nem faça da experiência de outras pessoas a referência para o seu próprio progresso. Cada pessoa recupera de forma diferente. Pode ter a sorte de ser uma daquelas pessoas a quem isto passa numa questão de semanas; ou, com toda a honestidade, podemos estar a falar de uma luta para o resto da sua vida. Ou nem uma coisa nem outra. Empenhe-se na sua recuperação.

Eis alguns pontos críticos do tratamento:

> **Compressas quentes**
> **Massagens, acupunctura, quiroprática**
> **Vitaminas & Proteínas**
> **Alimentação**
> **Exercícios**
> **Cuidados com os olhos**
> **Apoio social e psicológico**

De seguida, detalho cada uma desta opções, fazendo referência à minha própria experiência:

Compressas quentes

Um dos autotratamentos mais fácil e mais importante foi um pano quente sobre o meu rosto à noite e, sempre que podia, durante o dia. Aqueça o pano, torça-o e pressione-o sobre o rosto. Mova os dedos em círculos e massaje. Finja que o seu rosto é uma guitarra. Imite uma aranha a passear pela sua cara. Deixe que o seu rosto absorva o calor. Repita duas ou três vezes, enquanto descansa. Aplique este procedimento 2 a 3 vezes por dia ou mais, até no chuveiro, mas sobretudo ao final do dia, antes de dormir. Aproveite estes momentos para meditar. Estes momentos de descontracção são fundamentais para a sua recuperação.

Massagens

As massagens fazem parte do plano a longo prazo para manter os músculos faciais em funcionamento e todo o corpo relaxado. Comecei com massagens faciais e cranianas e, depois, avancei para massagens de corpo inteiro para descontrair. A massagem facial é dolorosa, mas, no final, sentir-se-á fantástico. É um tratamento que ajuda mesmo a manter os músculos faciais activos e saudáveis. A maior parte dos centros que presta serviços de massagens inclui massagens faciais e dispõe de um terapeuta que conhece este distúrbio. Também pode procurar um especialista em terapia sacro-craniana. A maior parte dos massagistas que trabalha em *spas*, desconhece esta patologia, mas poderá, ainda assim, ser-lhe útil.

As massagens de corpo inteiro são óptimas para qualquer pessoa. Há quem diga que todos devíamos fazer uma massagem destas uma vez por mês. Para os efeitos deste distúrbio, faça-o tanto quanto lhe for possível. Tudo o que fizer para descontrair todo o corpo ajudará na sua recuperação. Se mora com outra pessoa, peça-lhe que toque no seu rosto. É natural que os outros mostrem alguma hesitação ou tenham receio de magoar, mas garanta-lhes que até o mais leve toque será não só muito agradável, como também útil para a recuperação dessa zona.

Acupunctura

Experimentei inúmeras sessões de acupunctura. O técnico de acupunctura espeta agulhas no seu rosto e pescoço e liga-as a um fluxo muito reduzido de corrente eléctrica que estimula os músculos faciais. Normalmente, é um processo indolor, apesar de a estimulação eléctrica ser desconfortável, se for muito elevada. Contudo, é um tratamento com resultados pouco significativos e com um custo elevado. Ainda assim, achei que valia a pena incluí-lo no meu tratamento. Julgo que se tivesse conseguido suportar financeiramente mais sessões, os resultados poderiam ter sido melhores.

Na Ásia, onde a acupunctura é amplamente aplicada e mais aceite, os estudos identificam algumas vantagens para a Paralisia de Bell. Mas estes estudos foram realizados com base num número incrível de sessões, o que não é financeiramente exequível para a maior parte dos ocidentais, onde poucas seguradoras cobrem tratamentos desta natureza.

Algumas pessoas relatam melhores efeitos após um regime de acupunctura mais agressivo, mas a sua fiabilidade é dúbia. Há pessoas que recuperam mais depressa do que outras, sem necessidade de um tratamento intensivo, ao passo que outras precisam de recorrer a inúmeras opções e têm mais dificuldade em recuperar. Se tem capacidade financeira, avance. Se não, faça as suas melhores escolhas. Pessoalmente, preferi as massagens e a quiroprática.

Quiroprática

Muitas pessoas pensam que a quiroprática só é útil para problemas de costas e do pescoço, mas, na verdade, é uma excelente terapia para todo o corpo. Alguma vez teve uma dor de dentes e descobriu que a dor vinha de outro? Alguma vez sentir uma dor no pescoço e depois percebeu que vinha de algures das costas? As pessoas com problemas vertebrais costumam sentir dores noutras parte do corpo, incluindo pescoço, braços, ancas, pernas e pés. Também sofrem de dores de cabeça e ansiedade. Um ajuste vertebral reequilibra a estrutura óssea e é também uma resposta para nervos comprimidos e outras questões do sistema nervoso e muscular.

Ainda que, por vezes, as pessoas com problemas graves ao nível do pescoço e da coluna sintam alívio imediato, o mesmo não sucede com outras. Há pessoas que só sentem os efeitos um ou dois dias depois. É preciso tempo para ver resultados.

Num centro de quiroprática privado ou junto de um especialista em coluna vertebral demorarão mais tempo e incorporarão outras opções de tratamento, tais como estimulação eléctrica, mesas rolantes e exercícios. Ao contrário da acupunctura, a quiroprática já é abrangida por algumas seguradoras no mundo ocidental, mas podem ainda representar custos significativos.

Apesar de ter sido demonstrada a eficácia da quiroprática na redução de sintomas em vários pacientes, não se trata de um tratamento muito promovido para a Paralisia de Bell. Comparando com a acupunctura, podemos referir o número variável de meses necessários para a recuperação de diferentes doentes. Não é demonstrável que o tratamento quiroprático esteja relacionado com a cura, mas vale a pena tentar tudo o que *possa* ajudar e este tipo tratamento poderá fazer com que se sinta melhor a outros níveis, reequilibrando um corpo que nem sabia estar desalinhado.

No meu caso, uma sessão semanal ajudou-me a relaxar e a equilibrar a minha estrutura. É uma prática que vou manter, ainda que apenas uma vez por mês. Recomendo vivamente tudo o que contribua no geral para sua saúde e a quiroprática é um tratamento abrangente que pode ajudar no equilíbrio e na aceleração da sua recuperação. Vai precisar de tudo o que estiver ao seu alcance para derrotar a Paralisia de Bell.

Vitaminas

A vitamina B é essencial para o sistema nervoso. Tomar vitaminas B6 e B12 pode estimular a sua recuperação. Encontrei um frasco de B12, cuja dose diária consiste num minúsculo comprimido com sabor a cereja e corresponde a 100% do valor recomendado.

Também tomei entre 500 a 1500 mg de vitamina C na forma de comprimidos mastigáveis. A vitamina C é essencial para a defesa do sistema imunitário e é comum o recurso as doses elevadas, a nível mundial, como parte do processo de recuperação de várias doenças. Se reside nos E.U.A., deve consultar um médico para que este lhe administre, por via intravenosa, os níveis farmacológicos de vitamina C.

A vitamina D também é importante. Apesar de não estar determinado que a sua deficiência seja uma causa, esta foi detectada em praticamente todas as pessoas com qualquer tipo de doença, incluindo Paralisia de Bell. Pode tomar um suplemento de vitamina D, que será recomendado pelo seu médico, caso as análises de sangue revelem uma deficiência, mas existem imensos alimentos que podem ajudar. Uma outra forma (gratuita) de repor os níveis de vitamina D é apanhar banhos de sol.

Tomo um multivitaminas que inclui, entre outras, vitamina D e vitamina C. Quando acordei com Paralisia de Bell, tinha deixado de tomar multivitaminas há algum tempo. Retomei de imediato.

Comprimidos de selénio, cápsulas de bagas de sabugueiro e cápsulas de açafrão também fizeram parte do meu regime diário de suplementos, para melhorar o meu sistema imunitário e combater a inflamação.

Proteínas

Um suplemento de proteínas acelera o processo de qualquer recuperação. Até o seu dentista o recomendará após uma extracção ou um implante.

Costumo tomar batidos de proteínas com 21 gramas de proteínas vegetais e sem os efeitos negativos das proteínas animais, tais como gordura saturada e colesterol elevado. Estas proteínas vegetais, sem glúten e naturais derrotam qualquer proteína animal. Também contêm uma quantidade considerável de vitamina K e ferro. Uma vez por dia, num copo alto, misturo o preparado com sabor a chocolate ou a baunilha (praticamente isento de açúcar, contendo apenas 1 grama) com uma bebida vegetal de arroz enriquecida com vitamina D. Ao mesmo tempo, tomo o meu comprimido de vitamina B12 com sabor a cereja!

Alimentação

O pai da medicina moderna, Hipócrates, afirmou: "A alimentação é a tua medicina".

Beba muita água e coma muitos frutos orgânicos fresco e fibras, como, aliás, deve fazer sempre. As gorduras animais existentes na carne não são benéficas para o sistema nervoso nem para qualquer outro sistema. Conclui-se que a carne e os produtos lácteos promovem a inflamação, algo que precisa de evitar. Foi com tristeza que encontrei, num livro, esses alimentos indicados para a recuperação da Paralisia de Bell. São inúmeras as investigações nutricionais actuais que confirmam o que sabemos há imenso tempo: uma dieta à base carne e gorduras torna-nos mais doentes e uma dieta à base de legumes e afins ajuda na recuperação. Se ainda tem dúvidas, leia os vários livros e artigos médicos sobre o poder de uma dieta natural escritos pelos doutores John McDougall, Dean Ornish, Caldwell Esselstyn, Neil Barnard, T. Colin

Campbell, Brooke Goldner, Angie Sadeghi e tantos outros peritos.

O aumento da ingestão de legumes e de fibras aumentará a quantidade de fibra no seu organismo. Se, paralelamente, aumentar a quantidade de água que bebe, estará a limpar o seu corpo e a reduzir os níveis de colesterol, o que é óptimo para os seus sistemas cardiovascular e nervoso. Não existe uma dieta que cure a Paralisia de Bell, mas um regime alimentar mais natural, à base de legumes e vegetais, promove uma recuperação global do organismo. Vire o jogo a seu favor.

Exercícios faciais

Numa fase inicial, este tipo de exercícios não é muito relevante. Aliás, não é conveniente forçar os músculos faciais, devido ao risco de sincinesia, que provoca assimetria e contracções faciais e que ocorre quando os nervos voltam a unir-se em posições incorrectas. Não recomendo que esforce demasiado o rosto, se não se sentir pronto. Os músculos estão em choque e precisam de recuperar. As massagens são a melhor forma de começar.

Quando se sentir preparado, os exercícios são muito simples. Basta subir e descer a pálpebra afectada. Precisará de usar o dedo para ajudar o processo de elevação, mas não faz mal. Faça o mesmo com o sorriso, colocando o dedo no canto da boca, no lado afectado. Repare que as três pessoas que surgem na capa deste livro estão a segurar o sorriso com os dedos. Esta é a única forma de rever o seu sorriso antigo.

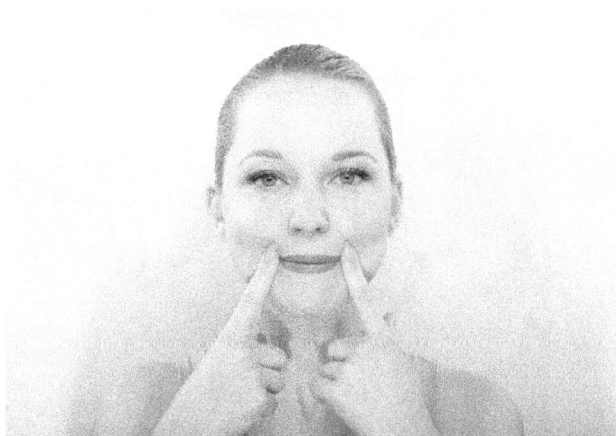

Depois de ter conversado com vários doentes com Paralisia de Bell, concluí que subir o sorriso é uma prática comum, não só para rever o sorriso, mas também para exercitá-lo. Mova os lábios e as bochechas! É bom para os músculos e para os nervos. Enquanto sorri, mova o lado paralisado para cima, para o lado e de novo para cima. Pisque ambos os olhos. Não trabalhe o lado afectado sem trabalhar o outro. O seu objectivo é treinar um movimento em uníssono do seu rosto. Quando um lado sobe, suba também o outro.

Outros movimentos que pode praticar são assobiar, soprar, falar, cantar, pestanejar e mover os lábios de um lado para o outro, como a pessoa da imagem seguinte.

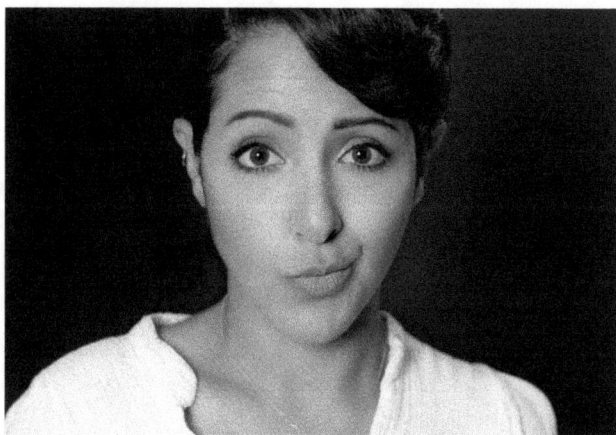

Infelizmente, mas com toda a honestidade, estes exercícios, apesar de simples, não serão fáceis, numa primeira fase. Empenhe-se e começará a habituar-se.

No YouTube e na Internet, também encontra vários exercícios gratuitos ou pode participar em sessões de fisioterapia, em que aprenderá exercícios que pode fazer sozinho. Não têm nada de extraordinário. Por isso, não se entregue a idas semanais e caras a um terapeuta, a menos que exista um fundamento válido e devidamente explicado para a sua recuperação. Deixe isso para mais tarde (3 ou mais meses), depois de ter permitido a recuperação do seu rosto. Quer esteja a trabalhar sozinho, quer tenha o acompanhamento de um profissional, a fisioterapia será importante para recuperar os movimentos faciais quando o nervo estiver pronto e capaz.

O olho

Desde o primeiro dia, é fundamental proteger o olho do lado afectado. O meu neurologista demonstrou-me que, com a Paralisia de Bell, a maior preocupação são os olhos. Nos primeiros dias, na maior parte dos casos, o olho afectado não consegue fechar totalmente. Antigamente, os médicos mandavam as pessoas para casa com um penso para proteger o olho durante a noite. Hoje em dia, a solução são os colírios.

O seu médico assistente deve recomendar uma consulta de oftalmologia, logo no primeiro dia. Perante um caso de Paralisia de Bell, o oftalmologista fará um exame minucioso para se certificar de que não existem danos. Também lhe pedirá que regresse dentro de algumas semanas, para garantir que o olho se mantém protegido. Importa lembrar: mantenha o olho lubrificado com colírios convencionais. A maior parte dos oftalmologistas já não prescreve a utilização de um penso, pois concluiu-se que a falta de luz e a humidade não ajudam.

Provavelmente, devido à incapacidade de pestanejar, o olho afectado estará mais propenso a lacrimejar. É uma sensação estranha, mas breve. Continue a aplicar o colírio durante o dia e, à noite, antes de se deitar, gotas maiores. Durante o dia, usei o *ClearEye* e, à noite, o *Systane*. À noite, é conveniente deitar-se logo após colocar as gotas, pois estas afectarão a sua visão. Não se preocupe, quando acordar, estará tudo bem. Durante o primeiro ano, conte com a utilização do colírio e com idas bimensais ao oftalmologista, inclusive depois de já conseguir pestanejar de novo. Usei o colírio durante cerca de sete meses seguidos e, ainda hoje, mais de um ano e meio depois, costumo usar durante o dia. O meu olho direito ainda não está totalmente recuperado.

Durante o dia, será vantajoso usar óculos. Compre um par de óculos sem graduação, caso não tenha problemas de visão. Os óculos protegerão o seu olho e disfarçarão a sua condição facial. Dada a elevada sensibilidade à luz solar, os óculos de sol serão fundamentais para proteger-se do sol e dos raios solares.

Apoio social e psicológico

Encontre alguém que tenha ou tenha tido Paralisia de Bell. A sua perspectiva mudará totalmente e sentir-se-á melhor. Nas cidades mais pequenas, vilas ou áreas rurais será difícil encontrar grupos de apoio, mas, graças à magia da Internet, poderá ligar-se a centenas de pessoas prontas a ajudar. Faça uma pesquisa no Twitter e no Facebook e vai surpreender-se com os resultados. Encontrar uma pessoa que tenha passado pelo mesmo é sinónimo de tremendas vantagens em termos de apoio social. Tive a sorte de ter um cunhado que sofrera de Paralisia de Bell um ano antes de mim. O Andy e eu vivemos em cidades diferentes, mas ele esteve sempre disponível por telefone e para mensagens a meio da noite.

Se sente que precisa de encontrar alguém ou de manter uma rede de apoio ou se começa a sentir-me muito deprimido, não espere mais. Contacte um terapeuta ou um psicólogo. Fale com o seu médico assistente, se for preciso. Não precisa de passar por isto sozinho. Há pessoas dispostas a ajudar e que estarão lá para si. Ainda que se sinta só e incompreendido, não se isole. Quanto mais depressa falar com amigos ou com um profissional, melhor.

Se está a ler este livro na qualidade de pai ou mãe ou de amigo, cuide da pessoa que ama. É possível que essa pessoa esteja a sentir-se invisível ou desamparada. Precisa de apoio. Há doentes de Paralisia de Bell que, tendo já sofrido de cancro, afirmam que a sensação de devastação é muito maior no caso da paralisia. A Paralisia de Bell já foi responsável, em certos casos, por transtorno dimórfico corporal, depressão e tentativas de suicídio. Por isso, encare os efeitos com seriedade. Por outro lado, lembre-se de que estamos perante um distúrbio que, na maior parte das vezes, é temporário e fisicamente inofensivo.

Positivismo

Existem algumas teorias que defendem que a Paralisia de Bell é, na verdade, um sintoma de *stress*, de imenso *stress*. Apesar de existir uma relação, não existem evidência directa. Mas tenha em conta que, quando o seu corpo e a sua mente estão sob forte *stress*, o seu sistema imunitário está ameaçado, deixando-o mais vulnerável a qualquer doença. Se a Paralisia de Bell resulta de danos provocados por actividade viral, como acreditamos que seja o caso, e se o seu sistema está sob *stress*, o seu corpo não tem os recursos necessários para combater o vírus. Esta teoria do sistema imunitário pode também encaixar nos casos em que as pessoas conseguem recuperar mais depressa, por oposição a quem sofre de efeitos mais prolongados. Uma atitude positiva será, claramente, vantajosa durante o seu processo de recuperação. Por isso, seja sociável, converse com as pessoas, faça exercício, ore ou medite e durma bastante – uma das minhas tarefas preferidas, na fase inicial da minha Paralisia de Bell. Tudo isto ajudará a aliviar o *stress*.

Veja uma comédia ou um espectáculo de *stand-pu*. É possível que precise de segurar o rosto, se sentir dor, mas é importante sentir a gargalhada e o sorriso a querer formar-se. A gargalhada é extremamente saudável. Aumenta as endorfinas libertadas pelo cérebro e alivia a tensão. Está comprovado que a gargalhada alivia a dor, reforça o sistema imunitário, queima calorias e protege o coração. Vários estudos demonstram que a gargalhada é um factor decisivo na longevidade. Os seus benefícios são incontáveis. Não é novidade nenhuma. O mesmo se aplica a um simples sorriso. Não precisa de dar uma gargalhada sonora para sentir alguns dos efeitos positivos de um sorriso. Quando sorri, são libertadas dopamina, endorfinas e serotonina e, por isso, é importante recuperar o sorriso o mais depressa possível e manter a saúde mental durante a recuperação.

Outras considerações

Os tratamentos eficazes indicados em investigações iniciais incluem a terapia por oxigénio hiperbárico, a reabilitação neuro proprioceptiva, a electromiografia, o *biofeedback* e a terapia mímica. Dependendo do país onde reside, estes podem ser mais ou menos difíceis de encontrar. A maior parte dos médicos não conhece estas abordagens. O melhor será procurar estes tratamentos no Google, para confirmar se são prestados perto de si. Não tive a oportunidade de experimentar nenhum deles, mas se quer recuperar, faça as suas escolhas. Vai precisar de empenho e de criar um plano personalizado.

Para quem sofre de paralisia facial persistente, o processo pode ser mais demorado. Há quem opte pela cirurgia, mas os seus resultados são incertos. Numa meta-análise de Roy et al., mais de 60% dos estudos evidenciam complicações. Mais recentemente, um estudo de Van Veen et al. demonstrou que, os pacientes, após a cirurgia, afirmam ter boa capacidade de sorriso voluntário. As opções cirúrgicas são um último recurso e aplicadas numa fase mais tardia.

Por agora, não se preocupe com estas opções. Comece por cobrir o rosto com a compressa quente e tome a medicação.

O tratamento antiviral tem sido alvo de debate controverso, ao longo dos anos. O Dr. Peter Kennedy, na Universidade de Glasgow, reviu estudos que apresentam dúvidas quanto ao sucesso deste tipo de tratamento. Na verdade, um dos estudos concluiu que o tratamento apenas com prednisona apresentou resultados ligeiramente melhores do que a combinação de esteróides e medicação antiviral. Um outro estudo não demonstrou qualquer diferença ao nível da recuperação entre doentes a quem foi administrado valaciclovir e doentes que não o tomaram. Contudo, Kennedy também salientou estudos que demonstram o sucesso da medicação antiviral combinada com esteróides e apela a uma investigação mais profunda, concluindo que acreditava "existir a possibilidade de os agentes antivirais desempenharem um papel no tratamento de casos severos de Paralisia de Bell...".

Para mim, a possibilidade é suficiente. Uma prescrição de dez dias de medicação antiviral e esteróides não lhe vai fazer mal, mesmo que, depois, se conclua que sofre de outra doença. Mas, se se tratar de Paralisa de Bell, essas duas prescrições são essenciais para o início da sua recuperação. Se for demasiado tarde para si e já tiver passado os primeiros dias, não se preocupe. Passámos anos sem a medicina moderna e isso não limitou a cura. A sua recuperação pode ser mais lenta ou incompleta e, por isso, aconselho a que confie nas várias abordagens aqui descritas.

Recuperação

A recuperação pode ser subjectiva a vários níveis. Para uns alguns mais sortudos, há relatórios que prevêem apenas 2 a 3 semanas de recuperação. A maior parte refere uma recuperação em 3 a 6 meses. Uma pequena parte dos doentes pode ter de esperar um ano. Como já referido, para os doentes que enfrentam um processo de recuperação superior a um ou dois anos, como último recurso, existem opções cirúrgicas de descompressão do nervo facial. As investigações revelam que a maior parte recupera entre 90% e 100% da funcionalidade do rosto. Mas existe uma pequena percentagem de pessoas que nunca o recuperarão. Uma percentagem ainda mais pequena revela problemas subjacentes, como tumores cerebrais. Nestes casos, não estamos perante Paralisia de Bell verdadeira que surge repentinamente. Lembre-se: se sofre apenas de

Paralisia Cerebral, considere-se com sorte, pois não é uma condição perigosa. Ainda assim, sejamos honestos: a sua cara pode nunca mais voltar a ser a mesma.

Factores de risco

Todas as pessoas com Paralisia de Bell devem ser submetidas aos testes necessários. Os doutores Keels, Long e Vann argumentam que

> "Ainda que uma pequena percentagem de crianças com paralisia do nervo facial possua tumor no tronco encefálico, é necessária uma avaliação médica minuciosa para confirmar a ausência de outros sinais e sintomas neurológicos que possam indicar patologia intracraniana. A Paralisia de Bell deve ser um diagnóstico de exclusão."

É importante descartar outras patologias. A doença de Lyme, o síndrome de Guillain-Barré, o síndrome de Melkersson-Rosenthal, o síndrome de Ramsay Hunt e o cancro são outras patologias por vezes diagnosticadas incorrectamente como Paralisia de Bell e todas elas carecem de tratamento imediato e especializado.

No que respeita aos factores de longa duração:

- Um estudo de Tseng et al. identificou uma relação directa com o aumento de ansiedade em pessoas que sofrem ou que recuperaram de Paralisia de Bell.

- Com uma taxa de reincidência de cerca de 12% (em certos relatórios, entre 5% e 12%), um estudo demonstrou que até 10% dos doentes afectados apresentará reincidência sintomática após um estado latente médio de 10 anos.

- Um estudo de Warner et al. especificou possíveis complicações, tais como "secura da córnea resultando em perda de visão, dano permanente do nervo facial e crescimento anormal das fibras nervosas." O olho, sim, o olho! Os médicos disseram-me que essa era a sua maior preocupação.

- Alguns estudos citados por Chiu et al. demonstraram que os doentes com Paralisia de Bell são mais propensos a sofrer um AVC, mais tarde. Não era isto que esperava ler!

A minha honestidade tem como único objectivo obrigar o leitor a reflectir sobre como pode minimizar estes riscos. A dieta, os exercícios e consultas médicas mais frequentes e mais intensivas podem salvar-lhe a vida. Mantenha-se vigilante e persistente na sua luta pela recuperação. É um longo caminho.

A maior parte das abordagens de recuperação incluídas neste capítulo são também formas produtivas de diminuir o *stress*. Vencerá esta doença fortalecido, descontraído e grato por poder voltar a sorrir.

Em conclusão, eis os pontos essenciais que não pode dispensar se pretende lutar contra esta doença e recuperar o seu sorriso:

Compressas quentes

Massagens

Alimentação saudável

Exercícios

Cuidados oftalmológicos

Apoio social e psicológico

SE PUDER, SORRIA

Na noite do dia 13 de Janeiro de 2019, pus-me em frente ao espelho para me barbear e a minha vida nunca mais foi a mesma. Ao esticar a cara para passar a lâmina junto aos lábios, senti uma dolorosa cãibra que me prendeu o maxilar e o pescoço. Ah! Os quarenta!

A dor passou e terminei de me barbear. Cerca de meia hora depois, apenas um pequeno espasmo muscular na bochecha me fazia lembrar do incidente. Fui dormir. Tudo parecia bem.

No dia seguinte, como todas as manhã, acordei, desci as escadas, fiz o pequeno-almoço e comecei a comer. Foi então que percebi as papas de aveia me saíam pelos lábios. O mesmo aconteceu com o sumo de ananás. O sumo jorrava como se tivesse um buraco no lábio. Fui ao espelho e vi que o meu rosto estava ligeiramente torto. O lado esquerdo estava normal, mas o lado direito estava congelado. Quando tentei, com todas as minhas forças, levantar uma sobrancelha ou sorrir, não aconteceu nada. Foi como se alguém tivesse cortado o fio que liga o meu cérebro àquele lado da cara. Metade da minha cara estava morta.

Conhece aquela famosa imagem que do Billy Idol, com o rosto de lado e o lábio superior puxado para cima? O "Rebel Yell" era praticamente a única expressão facial que eu conseguia fazer.

Em pouco tempo, tive a certeza que não estava a sofrer um AVC, pois o resto do lado direito do meu corpo estava a funcionar correctamente (e, horas depois, ainda estava vivo). Passei o resto do dia a evitar a interacção social, a arrastar o meu discurso quando era obrigado a falar e debater-me com as refeições. Na manhã seguinte, o meu médico-assistente confirmou o meu "diagnóstico Google": Paralisia de Bell, uma patologia misteriosa que, normalmente, afecta um lado do rosto e, felizmente, apenas isso, na maior parte dos casos.

A patologia, que recebeu o nome do médico escocês do século XIX, Charles Bell, atinge anualmente 1 em 65 (cerca de 40 mil) americanos. A cara é formada por 43 músculos. Exactamente a idade que estava prestes a completar. Mas a culpa não é dos músculos. Sem nervos, os músculos não têm grande utilidade. A Paralisia de Bell deve-se a uma inflamação do sétimo nervo craniano e que os médicos acreditam resultar de uma lesão ou de um vírus. Ainda nenhum médico confirmou se foi provocada por uma lesão ao barbear, mas estou convicto de que foi esse o momento.

Era segunda-feira de manhã e tinha uma aula para dar na Universidade. Expliquei aos meus alunos que sofrera uma lesão. Disse-lhes, vagamente, qualquer coisa sobre os médicos ainda estarem a analisar a situação. Os alunos observavam-me e desviavam o olhar, enquanto me arrastava durante uma aula rápida antes de os pôr a trabalhar em grupos. Está bêbedo? Cansado? Será um AVC? Imaginei os pensamentos que enchiam a sala silenciosa.

Durante os vários dias seguintes, li artigos escritos por outras pessoas, incluindo colegas professores e palestrantes, sobre como lidaram com esta patologia. Na Internet, vi imagens horríveis de rostos torcidos e de pessoas com casos muito piores do que o meu. Percorri as bases de dados académicas à procura de opiniões e investigações técnicas. Concluí que é uma patologia medonha com origens desconhecidas, com a capacidade de arruinar uma carreira, destruir a saúde mental e virar a vida pessoal e social ao contrário.

Dispomos de imensas formas para prevenir doenças, tais como comer vegetais, tomar vitaminas, fazer exercício, evitar o álcool e o tabaco. Mesmo assim, continuamos propenso a contrair doenças, distúrbios ou lesões inesperadas. A Paralisia de Bell pode atingir qualquer pessoa, até mesmo a mais saudável, e o pior é que nem sequer existe uma causa confirmada. Os cientistas sabem o que é (inflamação do nervo), mas não conseguem determinar a causa dessa inflamação. Uma das teorias mais populares remete para um vírus inactivo que terá despertado. Não creio que honrem o meu acto de barbear como sendo uma possibilidade.

Passada aquela primeira semana, não estava melhor. A minha condição pareceu pior, mas é possível que tal se deva apenas à minha crescente frustração com o passar dos dias. À medida que as semanas passavam, adaptei-me o melhor que consegui. Há doentes que recuperam em duas ou três semanas. Eu não fazia parte deste grupo de sorte. Outros relatórios falam em três a seis meses. A investigação diz que a maior parte dos doentes recupera totalmente 90% a 100% do rosto original. Mas existe uma pequena percentagem, talvez formada por pessoas com desvios faciais mais extremos do que o meu, que nunca recuperam o rosto.

O seu rosto é muito mais do que uma questão de vaidade. O rosto de uma pessoa é o espelho da vida e da morte. Ainda que um sorriso não seja evidência absoluta de sentimentos exactos, as expressões faciais correspondem a indicações comportamentais. Pense em todas as funções que dependem dos seus músculos faciais.

Pense em todos os obstáculos que se seguem e que resultam deste distúrbio.

Nas primeiras várias semanas, tive de reaprender a comer e a beber e até perdi alguns quilos (o que não foi assim tão mau).

Tive de exercitar o meu discurso, pois só

conseguia falar por um lado da boca. Falava mais calmamente e menos (o que não é mau, para os outros). Enquanto professor, qualquer obstáculo ao discurso é uma dificuldade, mas os meus alunos foram solidários. Para poupar a minha energia vocal para as aulas, tive de adiar as minhas longas conversas ao telefone com amigos. Como seria de esperar, as apresentações de livros e os *workshops* foram cancelados. A minha vida ficou suspensa.

Na quinta semana, tentei projectar a minha voz um pouco mais do que necessário e desenvolvi uma laringite que durou vários dias. Serviu de lição.

Cantar no carro estava limitado ao estilo Willie Nelson – não é mau, mas estava habituado a outras coisas. O mero acto de ouvir música era uma luta, pois o ouvido do lado afectado estava hipersensível. Uma vez que o sétimo nervo craniano liga ao ouvido intermédio, os zumbidos e ecos estranhos podem durar meses. Por isso, nas primeiras semanas, optei pelo silêncio.

Não conseguia fechar completamente o meu olho direito e lacrimejava imenso, várias vezes ao dia. Fiquei muito sensível à luz e passei a usar óculos de sol mais frequentemente, por vezes até em ambientes fechados.

Após meses neste tormento, ainda não conseguia assobiar. Para a maior parte das pessoas, isto pode ser irrelevante, mas eu assobiava muito bem. Assobiava no carro, na rua, quando estava bem, quando estava mal, complexas composições de clássicos, *solos* de *heavy metal*, *riffs* que ficam no ouvido. Tudo passou a estar silenciado e trancado na minha cabeça.

O meu filho quis aprender a arte de soprar bolas de sabão. Durante meses, não consegui soprar uma única bola.

Mais tarde nesse ano, no meu aniversário, soprar as velas do meu bolo pareceu uma missão impossível.

O pior de tudo foi a ausência do meu sorriso. Uma cara sem expressão. Os olhares confusos com que me deparei quando as pessoas não conseguiam ler-me. Fisicamente, não conseguia expressar nada através do meu rosto, excepto um "Rebel Yell".

Quem me conhece sabe que, normalmente, sou uma pessoa sorridente. Sempre fui. Na escola, cheguei a ter problemas porque os professores achavam que era sarcasmo, que me estava a armar em esperto, com maldade, quando não passava de um miúdo a sorrir e a tentar aproveitar a vida. Um sorriso não é sinónimo de felicidade. Para mim, sorrir mais era uma forma de tentar ser mais feliz. Nem sempre resulta, mas, na maior parte das vezes, sim. Um sorriso gera outros sorrisos, por isso é provável que receba um ou dois sorrisos em troca, na maior parte das situações. Por vezes, as pessoas infelizes ridicularizam os sorrisos.

Lembro-me de uma mulher numa loja em que trabalhei, em Nova Iorque, quando tinha dezasseis anos. Irritada, perguntou-me "Porque é que estás sempre a sorrir?"

Na altura, pensei "Porque não vou ter de trabalhar consigo durante muito mais tempo."

Talvez algumas pessoas estejam a ser castigadas por algo que fizeram numa vida anterior e, agora, estejam impedidas de sorrir. Talvez algumas não tenham esse privilégio. Talvez algumas não tenham aprendido a sorrir. Não sei.

Comecei a perguntar-me se o sorriso seria regido por alguma força superior. Talvez exista um limite de sorrisos. Se calhar, só temos direito a dois ou três por dia. Uns quantos mais, se estivermos de férias. Isto daria cerca de 1109 sorrisos por ano, no máximo. Vivendo até aos oitenta, estamos a falar de 8.720 sorrisos permitidos!

Mas pensemos no extremista, com os seus vinte e cinco sorrisos por dia, mais coisa menos coisa. Isso corresponderia a 9125 sorrisos por ano. Ao chegar aos 40, essa pessoa já teria usado 383.250 sorrisos. E, se for um verdadeiro brincalhão, poderia ter ultrapassado um milhão de sorrisos, aos 85. Este tipo de número poderia ser considerado abusivo tanto pelos deuses, como por empregados de supermercados. Talvez o entendessem como um insulto. Talvez fiquem roídos por dentro ao verem alguém com um ar tão feliz. E, então, inventaram a Paralisia de Bell para impedir estes números.

Se eu sorrisse cinco a sete vezes por dia e esgotasse os meus sorrisos aos 42 anos, isso significaria que o número máximo permitido de sorrisos de uma vida inteira rondaria os 90 mil. O mínimo sorriso após esse limite e a Paralisia de Bell entra em acção.

Mas como é que a minha teoria sobre o sorriso explica a minha incapacidade para franzir? A minha cara não tinha expressão. Há pessoas com Paralisia de Bell que apresentam um lado do rosto claramente descaído, o que indica a um desconhecido que algo se passa. E eu? No meu caso, fiquei com uma cara séria aparentemente normal que me fazia parecer um sociopata insensível e apático. A minha incapacidade era muito mais profunda.

Talvez seja melhor assim, pensei. Talvez me levassem mais a sério, sem expressão facial. Talvez fosse promovido ou me tornasse num CEO. Talvez me aceitassem nos sisudos esquadrões que formam as empresas americanas.

Tal como aquele seu antigo chefe, a minha ausência de expressão facial não deixava transparecer o mínimo sinal do que estava a pensar. O meu vazio confundia os outros e conseguia identificar o momento exacto em que uma pessoa desistia. Tinha de explicar, mas, ao mesmo tempo, tinha de falar menos e mais pausadamente e tudo isto era extenuante. Às vezes, não me apetecia explicar nada. Outras, para impedir que alguém se sentisse ofendido, tinha de dar uma difícil explicação sobre a minha condição.

Para a minha mulher, foi ainda pior. De

repente, deu por si a viver com um estranho. Tinha de explicar-lhe, com a minha expressão vazia "Sou eu! Sou eu! Ainda sou eu!". Ela foi incrivelmente paciente.

O meu filho de quatro anos e meio ainda conseguia olhar-me nos olhos e perceber quando estava a sorrir. A maior parte das outras pessoas tinha de adivinhar. Disse-lhe "O pai tem um dói-dói na cara. O meu sorriso vai voltar, mas o doutor disse que ainda demora". Acho surpreendente como ele conseguiu entender tudo isto como um mero problema de saúde, enquanto eu, na minha cabeça lógica e formada de adulto, me limitava a questionar a causa:

Será vudu?
Um feitiço por defender causas sociais?
Enfureci os deuses?
Esgotei os sorrisos a que tinha direito?
A explicação do barbear continua a ser melhor.

Cheguei pavorosamente mais cedo e fiquei, no parque de estacionamento, à espera, perdido num dilema filosófico, enquanto me perguntava se era "o fim". Esperara mais de um mês pela consulta. Entrei numa sala de espera repleta de gente, uma colecção humana de histórias tristes, do mais velho ao mais jovem, até ao infeliz de meia idade que era eu, sentado no meio de uma sala repleta de problemas neurológicos sem cura.

Uma percentagem muito reduzida de pessoas com sintomas de Paralisia de Bell apresenta uma doença mais grave, como, por exemplo, um tumor cerebral. Isso não é Paralisia de Bell. Normalmente, esse tipo de doenças desenvolve-se lentamente e não surgem de repente, durante a noite, como a Paralisia de Bell. Mas é importante ter a certeza. A consulta com o neurologista parecia-me a leitura da sentença sobre o meu futuro.

Chamaram o meu nome e, minutos depois, tinha perante mim uma enfermeira a fazer-me perguntas. Dei as mesmas respostas que, durante as últimas semanas, vinha a repetir a inúmeros médicos. Houve quem me dissesse que, desta vez, teria de fazer uma série de exames mais completos. Mas, quando o neurologista chegou, o nosso contacto resumiu-se a um aperto de mão. Não pediu exames. Mal sorriu.

Antes disso, já tinha sido enganado por um dentista, que me disse para fazer uma TAC que me custou 400 dólares. Quando fiz menção de mostrá-la ao neurologista, ele riu-se e disse-me que não valia a pena. Eu suspeitara de um problema dentário e a minha suspeita, claramente errada, saiu-me cara. Por mais 80 dólares, um otorrino disse-me que não tinha qualquer problema ao nível dos ouvidos, nariz ou boca.

A consulta com o neurologista custou-me 80 dólares e saí de lá com uma resposta à Google e com a certeza do médico quanto à minha sobrevivência. Confirmou o que eu já tinha percebido na Internet – vai demorar até recuperar o sorriso e, pelos vistos, também vai ficar caro.

Depois de o meu médico assistente ter ouvido as minhas preocupações, como sempre faz (e tenho muita sorte por isso), recomendou-me fisioterapia, terapia ocupacional e uma ida ao oftalmologista. Quando partilhei a minha teoria sobre o barbear, sorriu e elogiou as minhas tentativas "alternativas" para resolver o problema. Já tinha iniciado as sessões de quiroprática, de acupunctura e de massagens.

Este tratamento manter-me-ia ocupado durante algum tempo.

Passou-se a Primavera de 2019. Comecei a levar uma máscara com um sorriso para as aulas e, sempre que queria sorrir, levantava-a junto ao rosto. A doença tornou-me mais brincalhão.

Todas as noites, ansiava pela hora de dormir, pois era uma fuga à minha nova realidade. A minha esperança era acordar e descobrir que tinha sido só um pesadelo e que tinha recuperado o sorriso. Mas todas as manhãs acordava desapontado e, por vezes, até com medo que o fraco progresso fosse destruído por uma recaída.

Li sobre celebridades e estrelas de cinema que sofreram do mesmo problema e senti empatia, sabendo o quão importante é a imagem no mundo audiovisual, mas também ridicularizei as histórias das duas terríveis semanas que bastaram para a sua recuperação. Eu estava a meses de distância.

Em Maio de 2019, recuperei 75% a 80% do meu rosto. Nada mau. Tudo o que vier é bom.

Agora, quase dois anos depois, consigo sorrir, mas não como antigamente. Não tenho flexibilidade total e a interacção social é um verdadeiro desafio. Aprendi a posicionar-me num ângulo à direita para que, quando estou com alguém, vejam o meu lado melhor. Em fotografias, aprendi a colocar-me de lado. O pior é quando rio ou sorrio demasiado, pois sinto dores agonizantes no maxilar e na face. Na verdade, tenho de dosear os meus sorrisos e as minhas gargalhadas.

As expressões faciais são extenuantes e é por isso que uma percentagem muito reduzida da população, onde me incluo (e talvez o leitor também), se sentiu aliviada quando surgiu a pandemia da Covid-19. Na Primavera de 2020, o resto do mundo juntou-se a nós: todos de máscara.

Distanciamento social? Óptimo.
Máscaras? Melhor ainda.

Durante a pandemia, vivo uma sensação de liberdade sempre que coloco a máscara e saio à rua, num mundo onde não preciso de disfarçar a minha estranha condição, sabendo que todos (ou quase) estão comigo, num mundo sem rosto. Talvez só quem já acordou e se deparou com o sorriso roubado consiga compreender isto.

Pense em quando está a sorrir em público e se apercebe que tem a máscara e, por isso, ninguém vê o seu sorriso. Foi assim que me senti durante quase cinco meses. É assim que, provavelmente, também se sente neste momento, a par com um milhão de pessoas no planeta.

Estou muito grato. Poderia ser pior.

Vou lutar por uma recuperação total. Não quero saber do vudu, do feitiço nem dos deuses enfurecidos – vou dar o meu melhor para sorrir, mesmo que doa.

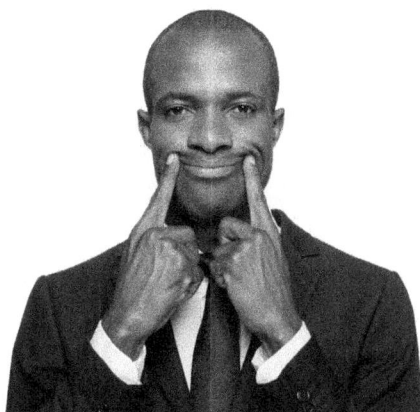

RECOMENDAÇÕES FINAIS

Enquanto recupera o seu sorriso, será positivo pensar na forma como lida com situações sociais. Mesmo em quarentena, durante uma pandemia, é provável que esperem que surja em vídeo (sem máscara). O meu conselho, que aprendi num artigo médico de uma revista da *New Yorker*, escrito por Jonathan Kalb, professor nova-iorquino e veterano da Paralisia de Bell:

Ao sorrir, afaste a cabeça e desça-a num ligeiro ângulo em relação à pessoa, para que o seu lado melhor fique voltado para ela. Afaste o seu lado paralisado da pessoas, criando uma ilusão de óptica. Em frente ao espelho, pratique diariamente este movimento e variações do seu sorriso. Mas lembre-se de que as emoções reais podem provocar reacções no seu rosto para as quais não está ainda preparado. É o que me acontece quando dou uma gargalhada ou quando estou num ambiente em que sorrio muito, para ser mais simpático. Sim, vai sentir-se cansado de sorrir. Poderá também sentir cãibras na cara (não tem graça), quando sorri demasiado. Isto é um assunto muito sério. Tenha calma e mantenha-se saudável.

NOTA DE AGRADECIMENTO

Espero, sinceramente, que este livro o tenha ajudado quer tenha acabado de acordar com Paralisia de Bell, quer tenha já recuperado totalmente ou esteja a entrar em mais um ano como os demais (como eu), quer seja apenas um familiar ou amigo preocupado com alguém que acordou assim. Obrigado pela sua leitura. Guarde este livro e tenha cuidado ao fazer a barba.

Tudo de bom.

Bill

REFERÊNCIAS

Alp H, Tan H, Orbak Z., 2009, "Bell's palsy as a possible complication of hepatitis B vaccination in a child", *J Health Popul Nutr.*, 27(5):707.

Akhtar A., 2015, "The flaws and human harms of animal experimentation", *Camb Q Healthc Ethics.*, 24(4):407-419.

Bardage C, Persson I, Ortqvist A, Bergman U, Ludvigsson JF, Granath F., 2011, "Neurological and autoimmune disorders after vaccination against pandemic influenza A (H1N1) with a monovalent adjuvanted vaccine: population based cohort study in Stockholm, Sweden", *BMJ.*; 343:d5956, publicado a 12 de outubro de 2011.

BBC News, 3 de maio de 2019, "Bell's palsy: 'I woke and the night had stolen my smile'", www.bbc.com/news

Braus, Hermann, 1921, „Anatomie des Menschen: ein Lehrbuch für Studierende und Ärzte", commons.wikimedia.org

Finsterer, J., & Grisold, W., 2015, "Disorders of the lower cranial nerves", *Journal of neurosciences in rural practice*, 6(3), 377–391.

Cai Z, Li H, Wang X, Niu X, Ni P, Zhang W, Shao B., janeiro de 2017, "Prognostic factors of Bell's palsy and Ramsay Hunt syndrome", *Medicine* (Baltimore), 96(2):e5898.

Chakravarti, A., Chaturvedi, V. N., Bhide, V., & Rodrigues, J. J., 1999, "Bell's Palsy - herpes simplex virus type-1 a possible causative agent", *Indian journal of otolaryngology and head and neck surgery, 51*(2), 47–50.

Chen JK., 1945, "Bell's palsy from dental infection", Zhonghua Yi Xue Za Zhi, 31(3-4):242.

Chiu Y, Yen M, Chen L, et al., 2012, "Increased risk of stroke after Bell's palsy: a population-based longitudinal follow-up study", *Journal of Neurology, Neurosurgery & Psychiatry*, 83:341-343.

Colledge L. Descendens Noni, 1927, "Facial Anastomosis for Bell's Palsy", *Proc R Soc Med.*, 20(7):1138.

Cotton BA., 2011, "Chiropractic care of a 47-year-old woman with chronic Bell's palsy: a case study", *J Chiropr Med.*, 10(4):288-293.

De Diego-Sastre JI, Prim-Espada MP, Fernández-García F., setembro de 2005, "The epidemiology of Bell's palsy", *Rev Neurol.*, 1-15, 41(5): 287.

Facial Palsy UK, 2020. www.facialpalsy.org.

Fu X, Tang L, Wang C, et al., 2018, "A Network Meta-Analysis to Compare the Efficacy of Steroid and Antiviral Medications for Facial Paralysis from Bell´s Palsy", *Pain Physician.*, 21(6):559-.

Kalb, Jonathan, janeiro de 2015, "Give me a smile", *The New Yorker*.

Keels, Martha Ann & Long, L & Vann, William, 1987, "Facial nerve paralysis: report of two cases of Bell's palsy", *Pediatric dentistry*, 9. 58.

Kennedy, P., 2010, "Herpes simplex virus type 1 and Bell's palsy—a current assessment of the controversy", *Journal of NeuroVirology,* 16.

Lamina, S., & Hanif, S., 2012, "Pattern of facial palsy in a typical Nigerian specialist hospital", *African health sciences,* 12(4), 514–517.

Levine, Deena & Adelman, Mara, 1993, *"Beyond Language: Cross Culture"*, Prentice.

Lynch, Patrick J., "Brain human normal inferior view with labels en.svg: Patrick J. Lynch, ilustrador médico & obra derivativa: Beao: Angelito7, CC BY 2.5, via Wikimedia Commons

May M, Fria TJ, Blumenthal F, Curtin H, 1981, "Facial paralysis in children: differential diagnosis", *Otolaryngol Head Neck Surg.,* 89: 841-48.

McCormick D. P., "Herpes-simplex virus as a cause of Bell's palsy", *Lancet, 1 1972;* (7757), 937.

Mutsch M, Zhou W, Rhodes P, et al., 2004, "Use of the inactivated intranasal influenza vaccine and the risk of Bell's palsy in Switzerland", *N Engl J Med.,* 350(9):896-903.

Penn JW, James A, Khatib M, et al., 2013, "Development and validation of a computerized model of smiling: Modeling the percentage movement required for perception", *J Plast Reconstr Aesthet Surg.,* 66(3):345-351.

Perusquía-Hernández M, Ayabe-Kanamura S, Suzuki K., 2019, "Human perception and biosignal-based identification of posed and spontaneous smiles", *PLoS One.,* 14(12):e0226328.

Pourmomeny, A. A., & Asadi, S., 2014, "Management of synkinesis and asymmetry in facial nerve palsy: a review article", *Iranian journal of otorhinolaryngology,* 26(77), 251–256.

Pourrat, O., Neau, J. P., & Pierre, F., 2013, "Bell's palsy in pregnancy: underlying HELLP syndrome or pre-eclampsia?", *Obstetric medicine*, 6(3), 132–133.

Preuschoft, S., 1992, "'Laughter' and 'Smile' in Barbary Macaques, Macaca sylvanus", *Ethology*, 91: 220-236.

Reaves, E.J., Ramos, M. & Bausch, D.G., 2014, "Workplace cluster of Bell's palsy in Lima, Peru", *BMC Res Notes,* 7, 289.

Riga M, Kefalidis G, Danielides V., 2012, "The role of diabetes mellitus in the clinical presentation and prognosis of Bell palsy", *J Am Board Fam Med.,* 25:819–26

Roy M, Corkum JP, Shah PS, et al., 2019, "Effectiveness and safety of the use of gracilis muscle for dynamic smile restoration in facial paralysis", *J Plast Reconstr Aesthet Surg.*, 72(8):1254-1264.

Sanders R. D., 2010, "The Trigeminal (V) and Facial (VII) Cranial Nerves: Head and Face Sensation and Movement", *Psychiatry* (Edgmont (PA: Township)), 7(1), 13–16.

Sajadi, M. M., Sajadi, M. R., & Tabatabaie, S. M., 2011, "The history of facial palsy and spasm: Hippocrates to Razi", *Neurology*, 77(2).

Santos, Mônica A. de Oliveira, C. Filho, H. Vianna, M. Ferreira, Almeida, & Lazarini, 2010, "Varicella zoster virus in Bell's palsy", *Brazilian Journal of Otorhinolaryngology*, 76(3), 370-373.

Spillane JD., 1941, "Bell's Palsy and Herpes Zoster", *Br Med J.*, 1(4180):236-237.

Sweeney, C. J., & Gilden, D. H., 2001, "Ramsay Hunt syndrome", *Journal of neurology, neurosurgery, and psychiatry*, 71(2), 149–154.

Takahashi, H., Hitsumoto, Y., Honda, N., Hato, N., & al., 2001, "Mouse model of bell's palsy induced by reactivation of herpes simplex virus type 1", *Journal of Neuropathology and Experimental Neurology*, 60(6), 621-7.

Trumble, Angus, 2005, *A Brief History of the Smile,* Basic Books.

Tseng, C. C., Hu, L. Y., Liu, M. E., Yang, A. C., Shen, C. C., & Tsai, S. J., 2017, "Bidirectional association between Bell's palsy and anxiety disorders: A population-based cohort study", *Journal of affective disorders,* 215, 269-.

Tseng HF, Sy LS, Ackerson BK, et al., 2017, "Safety of Quadrivalent Meningococcal Conjugate Vaccine in 11 to 21 Year-Olds", *Pediatrics,* 139(1).

van Veen MM, Dusseldorp JR, Quatela O, et al., 2019, "Patient experience in nerve-to-masseter-driven smile reanimation", *J Plast Reconstr Aesthet Surg.,* 72(8):1265-1271.

Warner MJ, Hutchison J, Varacallo M. Bell Palsy. [actualizado a 24 de Março de 2020]. Em StatPearls [Internet]. Treasure Island (FL): StatPearls Publishing; janeiro de 2020. Disponível em www.ncbi.nlm.nih.gov.

Zhao H, Zhang X, Tang YD, Zhu J, Wang XH, Li ST., 2017, "Bell's Palsy: Clinical Analysis of 372 Cases and Review of Related Literature", Eur. *Neurol.* 77(3-4):168-172.

OUTROS RECURSOS

Nota do Autor: não integro nenhuma das organizações seguintes, mas aconselho o leitor a explorar outros recursos, se tiver tempo. Tal como alertei no início deste livro, tenha cuidado com as fontes na Internet que não são credíveis e que tentam vender a melhor cura. A exploração de organizações e de clínicas legítimas pode ser particularmente útil, se estiver interessado em integrar um estudo ou curioso em experimentar uma nova forma de tratamento. Alguns são gratuitos, outros são caros. A terapia de oxigénio, por exemplo, parece promissora, mas é difícil de encontrar e muito cara. Mas não desista de procurar. Eu não desistirei. Esta condição passou a ser a batalha de uma vida e pretendo actualizar este livro, periodicamente, com novas conclusões e descobertas.

American Association of Neuromuscular
& Electrodiagnostic Medicine
Associação Americana de Medicina
Neuromuscular e Electrodiagnóstico
2621 Superior Drive NW
Rochester, MN 55901
507.288.0100
aanem@aanem.org
www.aanem.org

Ask Doctor Jo
A doutora Jo é uma fisioterapeuta que
partilha excelentes exercícios faciais para
doentes com Paralisia de Bell. Está
disponível no YouTube ou na sua página
de Internet.
www.askdoctorjo.com
https://youtu.be/8PcHtClQWyI

Brain Resources and Information
Network (BRAIN)
Rede de Recursos e Informação sobre o
Cérebro
P.O. Box 5801
Bethesda, MD 20824
800-352-9424

Crystal Touch Bell's Palsy Clinic
World Trade Center Rotterdam
Beursplein 37, Office 863
Postbox 30170, 3001 DD Rotterdam
The Netherlands – Países Baixos
https://crystal-touch.nl/
Telefone: +31 10 414 14 94
E-mail: info@crystal-touch.nl

Facial Palsy UK
Eventus
Sunderland Road
Market Deeping
Peterborough
PE6 8FD
Consultas por telefone: 0300 030 9333
info@facialpalsy.org.uk

National Library of Medicine
Biblioteca Nacional de Medicina
National Institutes of Health/DHHS
8600 Rockville Pike
Bethesda, MD 20894
888-346-3656
www.nlm.nih.gov

National Organization for Rare Disorders, **Organização Nacional de Distúrbios Raros**
55 Kenosia Avenue
Danbury, CT 06810
orphan@rarediseases.org
800-999-NORD (6673)

Sir Charles Bell Society
United States
www.sircharlesbell.com

William K. Lawrence
Deixe-me um comentário no Twitter. Publicarei actualizações sobre a minha pesquisa e experiência pessoal. Conte-me o que resultou no seu caso.
www.twitter.com/wklawrence

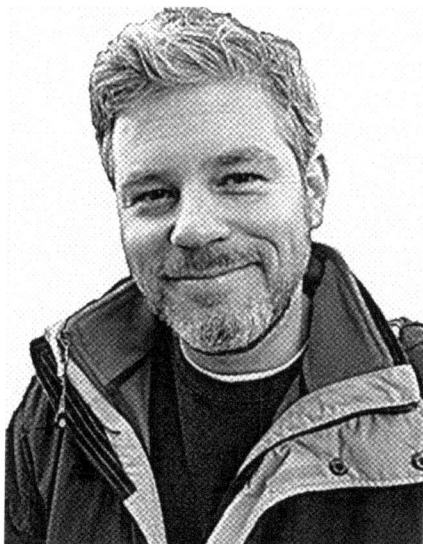

SOBRE O AUTOR

Dr. William K. Lawrence dá aulas de investigação e escrita científica em Raleigh, na Universidade Estadual da Carolina do Norte, Estados Unidos da América. É o autor de nove livros incluindo *Learning and Personality, 89 Days* e o romance "O Punk e o Professor".